AF455688

EXPOSÉ
DES EXPÉRIENCES
PUBLIQUES ET AUTHENTIQUES

QUI ONT ÉTÉ FAITES

A L'HOPITAL DES VÉNÉRIENS DE PARIS,

Pour constater l'efficacité de la Poudre de toilette et de propreté, préservatif de la contagion vénérienne.

IMPRIMERIE PORTHMANN,
RUE SAINTE-ANNE, N. 43.

EXPOSÉ DES EXPÉRIENCES

PUBLIQUES ET AUTHENTIQUES

QUI ONT ÉTÉ FAITES

A L'HOPITAL DES VÉNÉRIENS DE PARIS,

PAR UNE SOCIÉTÉ MÉDICALE,

Pour constater l'efficacité d'une Poudre de toilette et de propreté, à l'aide de laquelle on se préserve (positivement, sur-le-champ et dans toutes les circonstances) de la contagion vénérienne, expériences dont le procès-verbal officiel est déposé au Ministère de l'Intérieur;

SUIVI du Rapport fait à ce sujet à la Société royale des Sciences, ainsi que de l'approbation de cette Société et de celle du premier Chirurgien du Roi.

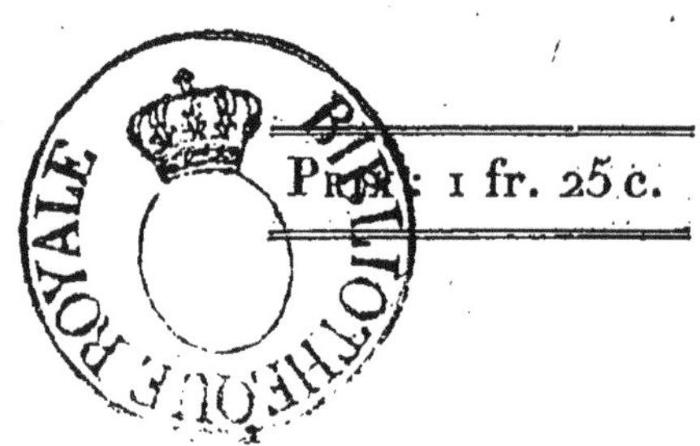

PRIX : 1 fr. 25 c.

A PARIS,

A LA PHARMACIE, RUE FAVART, N°. 8;

ET A LA LIBRAIRIE NATIONALE ET ÉTRANGÈRE,

QUAI DES AUGUSTINS, N°. 17, PRÈS LE PONT ST.-MICHEL.

1831.

De même qu'on peut se préserver de tous les symptômes et de la mort causés par la morsure d'un animal enragé ; peut-on se préserver aussi de tous les symptômes causés par le contact du poison vénérien? C'est un problême que la Médecine n'avait pas résolu, et que je viens de résoudre démonstrativement par des expériences positives et authentiques.

La démonstration dont on parle a principalement pour objet celui de SAUVER DES MILLIERS D'ENFANS *de l'infection qu'ils gagnent par le contact d'un ulcère, etc., au moment de leur naissance, et qui, ne pouvant être guéris par le curatif connu, deviennent inévitablement victimes de cette contagion.*

Un autre avantage non moins intéressant s'offre à nos yeux, celui d'extirper pour toujours une maladie qui ravage l'espèce humaine.

OBSERVATIONS

PRÉLIMINAIRES.

QUAND même l'expérience de plusieurs siècles n'aurait pas attesté l'insuffisance de tous les spécifiques employés jusqu'ici pour détruire le virus vénérien, il eût toujours été très-utile pour l'humanité de chercher les moyens de se préserver d'un mal cruel, et de parvenir ainsi à mettre à jamais le monde hors de ses atteintes. Ce problême important, je l'ai résolu, et j'en donne aujourd'hui la démonstration pratique.

C'est dans cette intention que je suis venu à Paris, où la Société du Cercle médical a nommé, sur ma demande, une Commission, prise dans son sein, pour vérifier les expériences que je proposais de faire sous ses yeux. MM. Capuron, Demangeon, Gardien et d'Olivéra, membres de cette Commission, s'adjoignirent les chefs de l'hôpital des Vénériens, et convinrent ensemble que, pour rendre les expériences démonstratives et convaincantes, il fallait qu'une personne saine voulût se soumettre à l'inoculation par lancette; qu'on choisît sur les malades un virus bien caractérisé vénérien, et qu'enfin la personne inoculée reçût une fois l'infection pour qu'on fût assuré de sa disposition à la recevoir. Après avoir vainement cherché quelqu'un qui voulût se prêter à mes épreuves redoutables, MM. les commissaires furent d'avis de recourir au gouvernement, pour obtenir un décret qui commuât la peine de quelque criminel, et l'obligeât à subir tous les essais auxquels je voudrais le soumettre; mais ce n'était là qu'un moyen peu sûr, tardif d'ailleurs et inhumain. Que faire donc? Renoncer à établir des preuves authentiques de l'efficacité de mon préservatif, pour qu'il n'inspirât jamais de confiance et qu'il demeurât par-là même condamné éternellement à l'oubli? Si je n'avais vu dans une pareille détermination que mon intérêt de compromis, sans doute je l'aurais embrassée; car pour tout l'or du monde je n'aurais pas voulu m'exposer aux dégoûts dont j'ai été abreuvé. Mais de plus nobles considérations se présentaient à mon âme; et, sans parler de toutes les calomnies qu'il m'importait de détruire, l'amour de l'humanité suffisait pour m'engager à poursuivre l'exécution de mon entreprise. En conséquence, et pleinement convaincu d'ailleurs que je ne courais aucun risque, je souffris sur ma personne ce que nul autre n'avait voulu essayer. J'eus constamment pour témoins et directeurs de mes opérations MM. les commissaires et les malades eux-mêmes qui ont fourni le virus. Enfin, au bout de dix mois, la combinaison variée de toutes ces expériences, continuées sans interruption, ne permit plus de douter de la certitude de la Prophylaxis siphylitique, et de l'efficacité du moyen préservatif, dont je publierai la composition quand il sera nécessaire.

NOTE.

Le CERTIFICAT, *ou* RAPPORT DES EXPÉRIENCES *fut présenté à la Société du Cercle médical par la Commission qu'elle avait nommée et prise dans son sein. Le Gouvernement en a exigé une copie; une autre m'a été remise, signée par le secrétaire de cette Société,* M. Chardel.

Je vais ici exposer les simples faits.

RELATION
DES EXPÉRIENCES

DONT LE RAPPORT AUTHENTIQUE A ÉTÉ DÉPOSÉ AU MINISTÈRE DE L'INTÉRIEUR,

PAR LA SOCIÉTÉ

DU CERCLE MÉDICAL.

Ces expériences ont pour objet de démontrer l'efficacité du Préservatif anti-vénérien du Docteur Luna, *dans les cas où l'infection siphylitique doit s'effectuer nécessairement, tant par l'action positive du virus, que par la disposition actuelle et indubitable du sujet.*

Une commission nommée par la société du Cercle médical, et composée de MM. Capuron, Demangeon, Gardien et d'Olivera, s'étant réunie dans l'Hôpital des Vénériens de la Capitale, MM. les Chirurgiens de cet établissement, associés à cette commission, se chargèrent de choisir, sur les malades de l'hospice, le vénérien le plus caractérisé. M'étant soumis à leur inspection et à leur direction, je leur proposai de m'inoculer plusieurs fois, de la manière qu'ils le jugeraient à propos, par le moyen de la lancette. L'objet de ces séances avait pour but d'empêcher le résultat de l'infection, d'en permettre une fois le développement jusqu'à un certain point, dans l'expérience qu'on voudrait choisir. Je prévins qu'en permettant une ou deux fois l'infection, mon seul but était de prouver que j'étais disposé, comme un autre, à la prendre, et que, par conséquent, ce ne pouvait être que *mon préservatif* qui me garantirait de l'infection, et non une disposition invulnérable, que l'on pourrait supposer dans ma constitution. L'assemblée choisit, de commun accord, la première expérience, pour se convaincre de ma disposition à gagner l'infection, et je commençai, le 7 novembre 1811, de la manière suivante :

Première Expérience, *avec la résolution préalable de permettre l'infection.*

Le 7 novembre 1811, M. le Chirurgien en second choisit, dans la salle publique de réception, un chancre vénérien bien caractérisé, et y trempa une lancette. Je me ratissai avec cet instrument le côté droit intérieur du prépuce, sans y faire du sang. Cinq jours après, je me présentai à l'hôpital, accompagné des Membres de la commission, et je fis constater un ulcère léger dans le point ratissé, et un écoulement de pus entre le gland (*gonorrhée externe*); la glande de l'aine gauche était un peu gonflée. M. le Chirurgien en chef déclara qu'il voulait s'assurer si l'infection était décidément vénérienne, et qu'il fallait attendre encore quelques jours avant de me guérir. J'y consentis, et j'attendis jusqu'au neuvième; ce temps écoulé, je me présentai de nouveau; l'ulcère était devenu un chancre bien prononcé. Il y avait aussi à l'entour trois autres petits chancres moins étendus. Tous les assistans déclarèrent l'infection vénérienne parfaitement caractérisée; j'entrepris pour lors de me guérir, et trente jours après, il ne parut rien sur le prépuce.

Le but avait été entièrement atteint.

L'expérience fut constatée par MM. les commissaires, et consignée sur le registre de l'hôpital.

Deuxième Expérience, *avec la résolution préalable de me préserver.*

Le 18 décembre, je me ratissai encore le prépuce avec une lancette trempée dans un chancre vénérien, choisi avec *la même exactitude et les mêmes circonstances* que dans la première expérience. Immédiatement après, j'y appliquai le préservatif. Au bout de cinq jours, je me rendis à l'hôpital pour faire constater le résultat : on n'aperçut aucun ulcère ni aucune lésion sur le prépuce.

Le but de me préserver avait été atteint.

L'expérience fut constatée et consignée, etc.

Troisième Expérience, *avec la résolution préalable de me préserver.*

Le 30 décembre, je fis une autre épreuve semblable, avec les mêmes circonstances. Je me présentai le

9 janvier 1813; le prépuce était sain, et sans aucune marque d'infection.

Le but de me préserver était rempli.

L'expérience fut constatée et consignée, etc.

QUATRIÈME EXPÉRIENCE, *avec la résolution préalable de me préserver.*

Le jour de ma présentation, 9 janvier, après avoir fait constater le résultat antérieur, je ratissai un autre endroit du prépuce, avec des circonstances pareilles, et j'y appliquai mon préservatif. Huit jours après, je me présentai de nouveau, sans avoir la moindre marque d'ulcération sur le prépuce.

Le but de me préserver avait été également atteint.

L'expérience fut constatée et consignée, etc.

CINQUIÈME EXPÉRIENCE, *par incision sanglante.*

M'étant rendu devant la commission, le 17 janvier, je me disposai à me faire une incision, au lieu de me ratisser; mais, au moment de faire cette incision, je prévis que la blesssure pourrait offrir une suppuration trop peu déterminée pour que l'expérience parût décisive; je pris donc le parti d'annuller cette épreuve, et de la varier de la manière suivante, afin d'obtenir un résultat décisif. Je prévins de cette détermination.

SIXIÈME EXPÉRIENCE, *par une double incision: l'une simple*, sans contagion, *l'autre*, contagieuse.

J'avais pour but, dans cette expérience, de faire voir l'incision contagieuse cicatrisée, en même temps que l'incision non contagieuse, en empêchant le développement de l'infection dans le point inoculé, moyennant le préservatif.

En effet, le 10 février suivant, je me fis deux incisions : l'une contagieuse, au côté gauche du prépuce, avec une lancette trempée dans le virus; l'autre non contagieuse, au côté droit, avec une lancette propre. Je me ratissai de même jusqu'au sang la partie comprise entre les deux incisions, avec une lancette trempée dans le virus ; j'appliquai mon préservatif aux deux points inoculés.

Je me présentai, le 17 du même mois, à l'hôpital. Les deux points inoculés et le point qui ne l'avait pas été, étaient tous les trois également cicatrisés. Cette double et triple espérience a prouvé que, moyennant le préservatif, la contagion ne s'est point développée dans les points inoculés ; *car l'incision contagieuse et la partie ratissée jusqu'au sang* ne se seraient pas cicatrisées en même temps que l'incision simple, si l'infection s'y était développée.

Le but était donc atteint.

L'expérience fut constatée et consignée, etc.

Septième Expérience, *d'une double inoculation, contagieuse dans deux différens points, avec le but de préserver l'un, moyennant l'application du préservatif, et de permettre dans l'autre le développement du mal, en n'y appliquant pas le préservatif.*

Le 17 février, je me ratissai jusqu'au sang le côté gauche du prépuce avec une lancette trempée dans le virus, et je me fis pareillement une incision contagieuse au côté droit, toujours avec les mêmes circonstances; j'appliquai le préservatif sur le point ratissé et non sur l'incision; au troisième jour, l'endroit ratissé n'offrait aucune lésion, et l'incision offrait un ulcère caractérisé vénérien.

Le but avait été atteint.

L'expérience fut constatée et consignée, etc.

Huitième Expérience, *avec la résolution préalable de me préserver.*

Le 24 mars, je pris une lancette qu'on avait trempée dans le virus, et me ratissai le côté gauche du prépuce de la même manière qu'auparavant.

Cinq jours après, je me présentai sans la moindre marque de maladie à l'endroit ratissé.

Le but était donc atteint.

L'expérience fut constatée et consignée, etc.

Neuvième Expérience : *deux points ratissés, avec la résolution préalable de préserver l'un et non pas l'autre.*

Le 12 mai, je me ratissai de chaque côté du prépuce, avec les mêmes circonstances qu'auparavant; j'appliquai ensuite mon préservatif au côté droit, et non pas au côté gauche; mais j'avertis, au préalable, que si le préservatif se répandait par hasard d'un côté à l'autre, les deux points seraient également préservés, et qu'on ne pourrait, par conséquent, obtenir l'infection dans le côté gauche. Sept jours après, je me présentai dans l'hôpital, sans la moindre marque de maladie.

Ma conjecture s'était convertie en réalité.

L'expérience fut constatée, etc.

DIXIÈME EXPÉRIENCE : *incision contagieuse, avec la résolution de me préserver.*

Le 19 mars, je me fis une incision au côté gauche du prépuce, avec les mêmes circonstances. Le 26, je me présentai sans la moindre marque de maladie.

Le but était rempli.

L'expérience fut constatée, etc.

ONZIÈME EXPÉRIENCE : *doubles incisions, toutes contagieuses à l'un et à l'autre côté du prépuce, avec la résolution préalable de préserver un côté et de permettre l'infection dans l'autre.*

Le 3 juin, je me fis trois légères incisions contagieuses, très-rapprochées les unes des autres, au côté droit du prépuce, et trois autres également contagieuses au côté gauche; j'appliquai le préservatif à droite et non à gauche; et pour éviter l'inconvénient qui avait éloigné du but dans la neuvième expérience, je plaçai de la charpie entre les deux côtés, pour que le préservatif ne s'étendît pas d'un côté à l'autre; le troisième jour, les blessures où j'avais appliqué le préservatif, étaient cicatrisées; mais les blessures du côté gauche présentèrent un chancre bien caractérisé. Un bubon apparut aussi dans l'aine gauche. Je fus guéri de tout en moins de vingt jours.

Le but de cette expérience était rempli, aussi bien que celui de toutes les autres.

Dans les intervalles de chaque séance, je m'étais présenté chez chacun de MM. les Commissaires.

Il y a plus d'un an que ces expériences sont terminées; je conserve des cicatrices dans le bras gauche, résultat d'autres épreuves exécutées il y a plusieurs années. Personne ne m'a connu de meilleure santé que celle dont je jouis à présent.

LUNA.

PREMIÈRE QUESTION,

CONCERNANT LES EXPÉRIENCES.

La préservation a-t-elle été positive dans ma personne? ou autrement, l'infection aurait-elle dû se déclarer dans tous les points inoculés, si je n'avais pas employé le préservatif.

SOLUTION.

Il suffit de lire la combinaison de mes expériences, pour se convaincre de l'affirmative. Tout raisonnement ne fera peut-être qu'affaiblir la conviction; mais puisqu'il faut raisonner, voici la solution :

La disposition du sujet, quelle qu'on veuille la supposer, organique ou humorale; les points inoculés; l'occasion; la manière de ratisser; le virus; toutes les circonstances sont les mêmes dans les expériences de préservation, que dans les expériences d'infection; ce n'est pas un sujet différent qui vient d'être préservé et un autre qui s'est infecté. Donc, ou l'infection a dû se déclarer dans toutes les expériences de préservation, ou elle n'a pas dû avoir lieu dans les expériences d'infection. Par conséquent, si les points préservés devaient être infectés nécessairement par l'action du virus, et s'ils ne l'ont pas été, c'est le préservatif qui a empêché l'infection. Le préservatif a donc été positif; car tout effet positif, tel que l'infection, ne peut être empêché directement que par un autre agent également positif; l'action du feu, par exemple, sur un combustile, ne peut être directement éteinte par l'eau, qu'au moyen d'une force directe et aussi positive que celle du feu même.

Cette action positive du préservatif devient plus évidente encore, quand on voit preserver la partie ratissée jusqu'au sang, ainsi que l'incision, tandis que le point simplement ratissé n'a pas résisté à l'infection. On voit aussi dans la combinaison des Expériences, que l'infection et la préservation ont été produites alternativement dans un même point, toutes les circonstances étant les mêmes, excepté l'application du préservatif.

Avant d'aller plus loin, établissons les deux conclusions qui découlent immédiatement des faits que nous venons d'exposer.

PREMIÈRE CONCLUSION *qu'on doit tirer des Expériences.*

La préservation, chez moi, a été aussi positive dans les cas de préservation, que l'infection l'a été dans les cas d'infection; ou autrement, les points préservés l'ont été avec une telle précision, que, sans le préser-

2

vatif, l'infection s'y serait déclarée nécessairement.

SECONDE CONCLUSION *des Expériences.*

La préservation, chez moi, étant une fois démontrée positive, ne peut cesser d'y être constamment telle, tant que les circonstances resteront d'ailleurs les mêmes.

DEUXIÈME QUESTION.

Tout autre sujet sera-t-il également préservé, en s'exposant à l'inoculation contagieuse par lancette ?

SOLUTION.

Tout autre sujet, soumis à la même épreuve, et également disposé, ne peut être qu'également préservé par le prophylactique, de même qu'il serait également infecté par le virus. Cette assertion est presqu'un axiome, dont la démonstration se trouve dans l'énoncé même ; car des milliers d'individus exposés aux mêmes circonstances, ne sont, aux yeux du critique habile, qu'une seule et même personne : de même que l'âge, le sexe, le tempérament, le climat ou quelque autre circonstance, ne peuvent faire manquer qu'accidentellement et non directement l'action du virus, parce que celle-ci *est positive*, de même ces différences ne peuvent faire manquer qu'accidentellement et non directement l'action du préservatif, parce que celle ci est positive, selon les expériences. Je me suis préservé, malgré la réunion de toutes les circonstances *suffisantes* pour produire l'infection; d'autres individus seront préservés également, malgré la reunion de ces mêmes circonstances, avec la même certitude que je l'ai été.

Supposons un autre sujet plus susceptible, c'est-à-dire, un sujet chez lequel le simple contact suffise pour produire l'infection ; au moment qu'il devient infecté, il ne fait qu'atteindre et non dépasser le dernier degré de disposition nécessaire pour être infecté. Au moment où deux personnes sont infectées, par exemple, l'une par simple contact, l'autre par incision, toutes les deux ne font qu'atteindre le dernier degré de *disposition suffisante* ; l'une peut être plus infectée que l'autre dans ce moment, mais non plus disposée. C'est dans ce dernier degré de disposition suffisante qu'a été démontrée (*dans toute la force du terme*) l'action positive de mon préservatif.

Quelques cas extraordinaires ou mal interprétés ne peuvent détruire la certitude positive et générale du préservatif, de même que quelques cas extraordinaires ou mal interprétés ne peuvent détruire la certitude positive et générale de l'infection.

La vaccine même, reconnue généralement comme préservatif, devient inefficace chez quelques individus.

Pour que mon préservatif ne devienne pas inutile, il faut, 1°. l'appliquer avec méthode et avec exactitude chaque fois qu'on s'expose ; 2°. il faut que le membre et le point exposés soient tout à fait sains, et que la personne ne conserve le moindre vestige vérolique d'une infection antérieure ; 3°. il faut l'appliquer précisément sur le point inoculé, et avant que l'infection se soit développpée ou enracinée. Si on ne fait usage du prophylactique que trop tard, et sans toucher le point qui est en *contact* avec le virus, ou si on s'expose tout de suite et on reproduit sur le même point une nouvelle inoculation avant que l'antérieure soit annullée, on risque de ne pas obtenir de bons résultats.

TROISIÈME CONCLUSION *des Expériences.*

Tout autre sujet disposé et exposé comme moi, sera préservé par l'action positive du préservatif, avec la même certitude d'analogie qu'il sera infecté par l'action positive du virus.

QUATRIÈME CONCLUSION *des Expériences.*

La préservation chez un autre, une fois avouée positive, comme chez moi, ne peut cesser d'y être constamment positive, tout restant d'ailleurs le même, et le sujet et les circonstances.

TROISIÈME QUESTION.

Il est prouvé que la préservation, dans les cas d'inoculation par lancette, a lieu généralement chez tous les sujets ; mais peut-on conclure de-là qu'elle aura lieu également dans les cas de la co-habitation contagieuse, où le contact est très-intime, où il y a plus d'orgasme, où il y a l'inflation voluptueuse, et où se trouve peut-être quelqu'autre aptitude inconnue ?

SOLUTION.

Quelque aptitude inconnue qu'on veuille supposer dans l'acte sexsuel, ce ne peut être autre chose que le dernier degré de *disposition suffisante* ; ce degré de disposition suffisante a été *positivement* préservé dans l'inoculation par lancette, puisque dans la co-habitation, il ne peut exister quelque aptitude ultérieure que le dernier degré de disposition suffisante, celui-ci sera préservé nécessairement dans la co-habitation par la même action positive.

Les points en contact dans la co-habitation ont un rapport très-intime, je l'avoue; mais le contact de la lancette qui arrache la peau en la ratissant, est plus intime encore.

Les points en contact dans la co-habitation sont plus irritables que dans l'état ordinaire, à cause de l'orgasme et de l'inflation voluptueuse : je l'avoue encore; mais ces points ne sont pas plus irritables, ni plus irrités, que les points ratissés jusqu'au sang.....

Les points, dans la co-habitation, ont un contact voluptueux et doux qu'ils n'ont pas dans l'inoculation par lancette, j'en conviens; mais il faut aussi convenir que le contact doux dispose beaucoup moins à la contagion, que le contact par incision.....

Il y a un grand nombre de points en contact dans la co-habitation, sans doute; mais en revanche, il y a dans le point exposé à l'action irritante de la lancette un contact bien plus intime; il y a enfin dans celui-ci *le dernier degré de disposition suffisante*.....

Je ne sais si les partisans des aptitudes inconnues voudraient objecter encore que la contagion peut être *diffusive* momentanément sur toute la substance du corps dans l'acte sexuel : ce serait vraiment un rêve; car si l'infection était *diffusive* dans toute la substance, elle se développerait simultanément dans tout le corps, ou au moins dans quelqu'endroit éloigné du point inoculé par le contact ; ce qu'on ne voit pas ; elle ne serait pas fixée primitivement dans le point inoculé ; ce que pourtant on voit toujours ; elle se communiquerait à la manière d'un gaz, par la respiration ; ce que néanmoins l'on n'a jamais vu.....

Il n'y a d'autre aptitude inconnue ni d'autre mystère dans l'infection vénérienne, que le contact du pus d'un ulcère vénérien. C'est par le seul contact que les enfans attrapent l'infection *connata* par les yeux, le front, la bouche, etc. Ce ne fut que par le seul contact des mains, des baisers, etc., etc., que le virus fit d'affreux ravages dans les premiers temps de son invasion en Europe ; et après cette époque, les gens évitant de se toucher les uns les autres, la contagion s'est bornée et réduite au seul contact inévitable des deux sexes ; dès-lors, on commença à regarder le mal comme particulier aux parties génitales, et on le nomma pour cette raison vénérien. « Nos contemporains, imbus de cette dernière idée, ont fini par se moquer des anciens auteurs, qui croyaient la maladie vénérienne comme pestilentielle sans le coït. » On a recommencé depuis peu à croire que le contact sans coït communiquait l'infection tout comme le contact par coït. Selon le rapport de Bowman au gouvernement anglais, les habitans actuels du Canada sont atteints de la maladie, sans l'avoir contractée par l'acte sexuel et sans éprouver la moindre affection aux parties génitales ; ils perdent des membres entiers, les narines, les yeux, la langue, etc.

Mais qu'est-il besoin, après mes expériences,

de recourir à des faits étrangers, pour en conclure que c'est le contact qui produit essentiellement l'infection?

CINQUIÈME CONCLUSION *des Expériences.*

Si donc le contact est le seul moyen de communiquer l'infection, et si on préserve de celle-ci dans le cas du contact le plus immédiat et le plus exposé, celui d'incision irritante; à plus forte raison, en préservera-t-on dans le contact par co-habitation, lequel n'est qu'un contact moins intime et moins exposé, à proportion qu'il est plus doux.

SIXIÈME CONCLUSION *des Expériences.*

Les enfans peuvent être préservés par le même prophylactique, si l'on se hâte de leur en faire l'application : la délicatesse de leur peau ne peut permettre qu'un retard de quelques minutes.

QUATRIÈME QUESTION.

Le prophylactique qui a préservé de l'infection des chancres, préservera-t-il de la blénorhée et de quelqu'autre symptôme?

SOLUTION.

Je réponds à cette question par mes expériences; elles ont démontré que mon prophylactique a empêché, dans toutes les épreuves de préservation, non-seulement les chancres, mais aussi la blénorhée, qui furent les deux symptômes produits dans ma première expérience.

Mon remède, en effet, ne peut avoir préservé des

chancres qu'en neutralisant le virus et la disposition actuelle du point inoculé : donc, si mon prophylactique a cette vertu, il doit préserver, non-seulement des chancres, mais à plus forte raison de la blénorhée, qui est une infection moins enracinée dans son principe que celle des chancres et de tout autre développement qu'on voudrait supposer primitif et immédiat, puisque ce n'est que par les mêmes moyens de neutralisation qu'on peut préserver du premier développement; il n'y a que les chancres et la blénorhée qui soient les premiers développemens ou les symptômes immédiats produits par l'action du virus sur le point inoculé : si on empêche ses premiers développemens, on prévient par conséquent tous les autres symptômes ultérieurs, qui ne sont que médiats, secondaires ou accessoires.

Le bubon, qui se manifeste presque dans l'acte du premier développement chancreux ou blénorhoïque, n'est point précisément vénérien, il n'est que spasmodique, car souvent il n'existe qu'autant que les chancres ou la blénorhée tardent à se guérir : même il arrive souvent sans la présence du virus. Il y a plus, quand il provient sympathiquement d'un chancre contagieux, il n'est cependant pas contagieux lui même ; car le pus de sa suppuration n'infecte pas, à moins que son ulcère ne soit inoculé postérieurement par le pus d'un chancre ou celui d'une blénorhée vénérienne.

Le bubon ne tarda à disparaître de soi-même dans mes expériences d'infection, qu'autant que le chancre qui produisait le spasme, tarda à se guérir ; il n'était donc que spasmodique dans son premier développement. Si la glande affectée de spasme et obstruée devient irritée par des échauffans internes ou externes, c'est alors qu'elle s'enflamme et tombe en suppuration, mais sans être cependant vénérienne et contagieuse.

Revenons à la gonorrhée :

Qu'est-ce que la gonorrhée ordinaire vénérienne? C'est une surabondance de sucs dégénérés en pus par l'érosion plus ou moins profonde du virus. C'est ce que démontre la dissection de cadavres gonorrhoïques; c'est ce qu'on a vu dans la gonorrhée extérieure de ma première expérience, où le poison gonorrhoïque vénérien était de la même nature et de même origine que celui de l'ulcère lui-même. Il n'est que ridicule qu'on ait voulu disputer sur l'identité du virus dans les deux affections (1).

Quel est le siége de toutes les gonorrhées primitives ordinaires? Chez l'homme, c'est la fosse naviculaire, tout près de l'orifice de l'urètre ; chez la femme, c'est le vagin, jamais l'urètre ; je ne parle que de la gonorrhée primitive ordinaire, effet immédiat d'un acte impur, et non des gonorrhées secondaires, résultat d'un mauvais traitement ou d'une autre espèce de contact contagieux.

Appliquant donc à cet endroit le prophylactique selon la méthode, on le préserve de l'infection gonorrhoïque, de même qu'on le préserve d'un ulcère.

(1) Quelques personnes qui aiment à disputer ont voulu soutenir que toutes les gonorrhées sont vénériennes; d'autres soutiennent qu'aucune ne l'est. Les uns et les autres ont tort, et ils ne méritent pas même qu'on les réfute. Les praticiens sont d'accord qu'il y a plusieurs gonorrhées. Hecker en compte jusqu'à quinze, et on en peut compter d'autres, qui sont très-communes, surtout chez les femmes; qui même se développent quelquefois dans l'acte sexuel, et qui peuvent être compliquées avec la gonorrhée vénérienne; mais qui existent séparément et ne sont pas siphylitiques.

SEPTIÈME CONCLUSION *des Expériences.*

On se préserve de la gonorrhée vénérienne, produite par le simple contact sexuel, bien mieux qu'on ne se préserve d'un ulcère produit par une ratissure sanglante et une incision (1).

CINQUIÈME QUESTION.

Peut-être le préservatif en question répercute l'infection, ou la cache dans le point inoculé; et dans ce cas, ce n'est pas un préservatif.

SOLUTION.

1°. Le préservatif en question n'est pas un répercussif; en l'appliquant dans l'hôpital aux ulcères de ceux qui me fournissaient le pus, il en faisait sortir une grande quantité de baves. D'ailleurs, s'il était répercussif, et s'il n'était pas innocent, je me serais bien gardé de me l'appliquer.

2°. Les répercussifs ne cachent pas l'infection; au contraire, ils l'aigrissent.

3°. L'infection commence toujours par le point

(1) En parlant de la gonorrhée, je ne puis me dispenser de faire part aux praticiens d'une nouvelle seringue de mon invention. « Les injections ont un grand inconvénient, dit le célèbre Hecker; c'est que l'action du fluide sur les parties malades ne peut être continuelle; la distention et les frottemens réitérés de la seringue, la mal-adresse du malade, deviennent aussi funestes que le mal même. » Je préviens tous ces inconvéniens par cette nouvelle seringue, qui n'est pas plus large que le tuyau d'une plume, ni plus longue qu'un tiers de doigt. Moyennant cet instrument, on introduit *en poudre* tout médicament préservatif ou curatif à la profondeur qu'on veut, sans les pousser, c'est-à-dire, sans choquer les parties malades. Les quatre moyens connus jusqu'à présent ont des inconvéniens que la nouvelle seringue à poudre n'a pas, pourvu qu'une inflammation accidentelle n'empêche pas son introduction.

inoculé. Aucune infection n'a été vue sur ce point dans les expériences de préservation.

4°. C'est une erreur de croire que l'infection virulente qui se développe sur la peau dans l'espace de vingt-quatre heures, puisse rester inactive pendant plusieurs années dans les membranes intérieures, qui sont plus disposées que la peau. C'est par cette raison qu'un individu infecté ne cesse d'éprouver quelque symptôme tant que dure son infection. Après plusieurs années d'essais sur moi-même, personne, comme je l'ai déjà dit, ne m'a connu jouissant d'une meilleure santé qu'à présent.

HUITIÈME CONCLUSION *des Expériences.*

Si le préservatif en question n'est pas un répercussif; si aucun symptôme vénérien ne se développe ni dans l'intérieur, ni dans l'extérieur, après le temps nécessaire pour ce développement, le préservatif n'a donc ni répercuté, ni caché l'infection; il a préservé de tout résultat ultérieur, en empêchant le premier et immédiat développement qui aurait dû d'abord se manifester.

SIXIÈME QUESTION.

Les chancres dans lesquels on a trempé la lancette qui servait à mes Expériences, étaient-ils de nature vénérienne?

SOLUTION.

C'est à MM. les commissaires et les chirurgiens de l'hôpital, de répondre à cette question, puisque c'est eux qui ont choisi le virus dont je me suis servi, et non pas moi.

Si ces Messieurs ne connaissent pas les chancres vénériens, s'il n'est pas sûr qu'on puisse trouver du virus dans un hôpital où on ne reçoit que des malades vénériens, où faudra-t-il en chercher? à qui en demander?

Ce qu'il y a de certain, c'est que j'ai été infecté toutes les fois que j'avais résolu préalablement de supprimer l'application de mon préservatif dans les épreuves d'infection, et que MM. les Commissaires m'ont fait attendre, dans les expériences d'infection, jusqu'à ce qu'ils se fussent bien assurés que les effets de l'inoculation étaient de nature vénérienne; donc le virus employé l'était aussi. S'il n'existe pas de signe pour déterminer chimiquement la nature du poison vénérien, il y a l'ensemble de plusieurs signes qui en indiquent l'espèce à des savans praticiens tels que MM. les Commissaires et MM. les Chirurgiens de l'hôpital des vénériens.

J'ai cru devoir offrir aux gens de l'art cette question, non que ce soit une objection directe, mais parce que je me rappelle qu'elle m'a été faite verbalement, le jour de la présentation du rapport, par un des Membres de la Société. Je suis prêt, lui répondis je, en présence de ses collègues, à répéter mes expériences et à m'inoculer avec le virus que vous choisirez à votre gré, si vous voulez vous inoculer vous-même avec celui dont je me suis servi, et que vous ne croyez pas être de nature vénérienne. Pourquoi n'a-t-il pas voulu souscrire à ma proposition? Parce qu'il a senti la faiblesse de son objection.

Le même Membre me dit de plus qu'il existait des préservatifs connus....

Mais proposer, recommander une drogue, comme remède, ce n'est pas prouver sa vertu ; comme avoir un nœud entre les mains, n'est pas le délier. A quoi faut-il s'en tenir? S'il y a quelque préservatif connu dans la médecine, pourquoi ne préserve-t-on pas les enfans? pourquoi laisse-t-on les adultes livrés au poison destructeur? quel est le but de tant d'objections? S'il y a quelque préservatif authentiquement connu, donnez-m'en des preuves qui le constatent positivement; car, sans cela, il n'y en aura d'autre que le mien. Ces considérations restèrent sans réponse.

Mais la Société, répliqua-t-il encore, doit connaître le remède avant de donner son assentiment, ou de prononcer son jugement.....

D'après le résultat de mes expériences, elle n'a pas besoin de connaître la composition du remède pour prononcer son jugement.

La Société, ajoute-t-il enfin, en publiant vos expériences, autoriserait la distribution d'un remède qui favoriserait le libertinage.... La crainte de la contagion réprime le vice, et porte aux établissemens.....

Je ne sais pas si la crainte de l'abus doit proscrire l'usage salutaire d'un prophylactique, et même du curatif dont on se sert; mais je sais que le devoir d'un médecin est d'avérer tout ce qui peut tendre au bien de l'humanité; c'est à la loi de punir les abus qu'on en pourra faire.

Si la crainte de la contagion réprime le vice, je dirai, en passant, *contra producentem*, que la crainte de la contagion enfante d'autres vices qu'on ne peut nommer sans rougir, et qui, étant contraires à la génération, sont réprouvés par la nature et par toutes les lois sociales. Le mariage, pour un acte moral, doit avoir un but plus noble que la crainte de la contagion ; le bonheur de l'amitié, et une inclination que la nature inspire aux animaux mêmes, seront toujours la cause qui portera les hommes à se marier, malgré tout ce qu'en disent les antagonistes de ce lien.

Enfin, mon Prophylactique cessera-t-il d'être immoral, lorsque je vous aurai communiqué sa composition?

NEUVIÈME et dernière CONCLUSION *des Expériences.*

La démonstration de la prophylaxis vénérienne est achevée. Les objections qu'on m'a faites jusqu'à présent ont toutes été réfutées; je les ai discutées séparément par analyse, moyen sûr d'éclaircir une vérité.

La combinaison de mes expériences est un événement unique dans l'histoire de la médecine.

N'oublions pas que ma question n'est pas de guérir l'infection après qu'elle a été produite, mais seulement de l'empêcher. Dans les expériences d'infection, je ne me suis guéri que par le curatif connu.

Voici précisément ma question : de même qu'on se préserve de tous les symptômes et de la mort causée par la morsure d'une vipère meurtrière, peut-on se préserver aussi de tous les symptômes et de la mort causée par la morsure ou le contact contagieux siphylitique? C'est un problême que la médecine n'avait pas résolu, et que je viens de résoudre pratiquement par des expériences positives et authentiques. *Si elles ne sont pas convaincantes, quelles preuves plus positives et plus directes pourrait-on exiger pour une démonstration?*

Il n'y a que le célèbre Hunter qui ait essayé d'employer le nitrate d'argent sur un homme qui voulut bien se soumettre aux épreuves de l'inoculation par lancette; mais cet homme resta infecté pendant trois ans; donc la démonstration de la prophylaxis resta indécise.

La mixture thébaïque de Girtanner, les formules de Feytaud, l'anti-siphylitique de Knox, les flacons de Guiton-Morveau, le prétendu spécifique de Hander, et plusieurs autres moyens proposés en théorie comme préservatifs, n'ont pas plus de garantie que le nitrate d'argent, un des plus vantés.

Qu'il me soit donc permis d'assurer que le privilége et la gloire d'avoir démontré la prophylaxis vénérienne m'appartiennent exclusivement (1).

(1) Je prie les gens de l'art de ne pas confondre ma découverte avec un savon annoncé dans Paris comme préservatif de la siphylis, d'abord breveté par importation d'Angleterre, et en dernier lieu publié comme découverte brevetée par le Roi.

Voici ce que porte, à l'égard des brevets, le *Moniteur* du 20 mars 1814: *Le gouvernement ne garantit ni la vérité, ni les succès d'aucune importation ou invention brevetée; il accorde tout brevet sans examen préalable, et sur une simple requête, se réservant le droit de priver la personne brevetée de son titre, dans le cas d'imposture, et même de la punir, dans le cas où elle en ferait un usage dangereux à la salubrité publique.* Tout le monde sentira sans doute l'extrême différence qu'il y a entre une démonstration scientifique, que les praticiens n'ont pu obtenir depuis plusieurs siècles, et un brevet, toujours accordé à tous ceux qui le demandent, sans être tenus de prouver préalablement si leurs drogues sont de véritables remèdes. MM. les médecins et chirurgiens Français et Anglais savent bien qu'il n'existe en Angleterre aucun préservatif authentiquement démontré, et que les habitans de la Grande-Bretagne sont attaqués de la siphylis comme les autres peuples.

On ne saurait trop le répéter, tant qu'on ne justifiera pas le titre de préservatif par des expériences authentiques, et sans la crainte de se soumettre soi-même, s'il le faut, aux épreuves positives, tout prétendu prophylactique sera justement regardé comme incertain, inefficace, quoique breveté, et capable d'ailleurs (*par*

SEPTIÈME QUESTION.

Serait-il possible d'extirper pour toujours la maladie vénérienne, par la destruction radicale et universelle des germes varioliques ?

SOLUTION.

Les hommes de l'art répondent affirmativement. Tous sont persuadés par expérience que cette maladie ne peut naître spontanément, comme la petite vérole, et qu'elle est toujours communiquée, dans son origine, par le contact du virus.

D'après les calculs du docteur Besnard (1), l'épidémie vénérienne produit, en effet, plus de ravages que la peste, que la petite vérole, et que toutes les épidémies ensemble.

La peste et les autres épidémies, il est vrai, moissonnent d'innombrables victimes ; mais ces fléaux sont rares, et jamais un individu n'en est atteint deux fois dans le cours de sa vie ; ils ont un terme court et

une confiance trompeuse) de produire une propagation incalculable.

Ayant mêlé mon prophylactique avec du savon dans quelques essais, cette circonstance, et surtout la publicité de mes Expériences, ont fait croire par erreur au public, et au Cercle Médical même, que j'étais le porteur du brevet postérieurement annoncé; je suis loin de faire aucune réclamation, je ne crains pas qu'un brevet quelconque, ou qu'une contrefaçon, aussi illusoire qu'impossible, puisse me contester la gloire d'unique démonstrateur ; mais je croirais manquer à mon devoir si je ne détrompais tout le monde à ce sujet, et si je n'avouais pas que le mélange de toutes substances savonneuses était inutile et dangereux dans beaucoup de circonstances.

(1) Ce médecin, conseiller du roi de Bavière, vient de faire des expériences dans les hôpitaux de Strasbourg, où il a tenté de prouver que le mercure est plutôt un venin qu'un remède, et qu'on peut guérir le mal vénérien sans en faire usage. Il a aussi inventé une teinture anti-siphylitique, qui m'a été communiquée.

limité dans diverses saisons; ils épargnent différens tempéramens, différens âges, plusieurs populations, plusieurs climats, plusieurs lieux, où l'on peut se réfugier; mais le mal vénérien se trouve partout; il se cache dans l'endroit même où la nature prescrit impérieusement l'union sexuelle des individus. Il y a plus : il ne se borne pas à ces organes réservés, comme on le croit; il se communique souvent, sans qu'on s'en doute, par des organes non réservés, comme la bouche, la langue, les narines, les yeux, les oreilles, la gorge, les doigts, etc., etc. Jamais le mal vénérien n'est plus répandu, jamais il ne fait plus de ravages, et souvent n'est moins guérissable, que lorsque ces organes sont les conducteurs et les récipiens de la contagion. C'est alors que leur chute, celle des mains, des pieds et d'autres parties du corps, précède la mort de plusieurs victimes (1); c'est alors que les mariages les plus réglés et que les personnes les plus chastes ne sont pas exempts de la contagion.

Ces effets affreux sont bien attestés par le triste souvenir du quinzième siècle, par les observations de plusieurs de nos contemporains, par le spectacle présent du Canada, où ce mal est appelé le *mal anglais*.

(1) Il faudrait un volume pour rappeler les divers effets du hasard. Les enfans infectent les nourrices, et les nourrices les enfans. Swédiaur rapporte qu'il a connu une sage-femme, qui ayant une dartre siphylitique au bras, communiqua la vérole successivement à plus de cent femmes. Il existe à Paris un homme qui me fit connaître un ulcère presque gonorrhoïque dans un doigt de la main, et un bubon à l'axille. Ce qu'il y a de singulier à l'égard de ces effets du hasard, c'est qu'une personne, la plus contagieuse possible, n'infecte les autres que par le point ulcéré ou inoculé primitivement à l'extérieur; le mal vénérien ressemble à une vipère, en ce qu'il ne communique le virus que par un point; dans l'un, c'est l'ulcère; dans l'autre, c'est la dent.

Il faut le dire : la contagion vénérienne ne s'appaise que lorsqu'elle est renfermée dans les organes réservés au commerce sexuel. Mais ici même, toute bénigne qu'elle est, elle détruit, elle anéantit les organes que réclame la propagation, et même la conservation ; elle s'irrite et empoisonne les générations. Le mal vénérien, cent fois plus durable que les épidémies et la peste, est cent fois plus pernicieux. C'est un feu phosphorique, invisible, qui brûle jour et nuit, et embrâse insensiblement tout le système, attisé par les efforts de la nature, ou secondé par son état passif. On a vu des malades conserver l'infection pendant dix-neuf ans : les os du palais, du crâne, des pubis, des cuisses, des mains, étaient cariés ; enfin, tous les os et les chairs étaient rongés par morceaux (1). Le virus vénérien ne se laisse jamais apprivoiser par la nature ; au contraire, il se propage et se multiplie à l'infini, il se reproduit plusieurs fois dans un même sujet auparavant malade : tantôt lent, tantôt actif, il ne cesse d'être aigu que pour devenir plus insidieux et se manifester ensuite avec plus de violence. A travers le silence imposé par la pudeur, le poison vénérien va toujours errant çà et là, de personne en personne, et n'épargne aucun climat, aucune saison, aucun individu, aucun âge, aucun tempérament.

Ce serait donc un bonheur incalculable pour l'humanité, d'en extirper pour toujours le germe funeste, et d'arrêter à jamais les ravages d'une contagion aussi redoutable.

(1) Beffmann a vu se détacher une jambe à l'articulation du genou ; j'en ai vu une se dessécher entièrement.

HUITIÈME QUESTION.

Le remède curatif suffit-il pour extirper entièrement les germes vénériens ?

Non. L'expérience des siècles l'atteste.

Semblable à la mauvaise herbe qui se produit à mesure qu'on la coupe, et revit toujours, malgré les soins employés à la détruire, le mal vénérien résiste à tous les curatifs, et se perpétue sans cesse. Rien ne peut s'opposer à sa propagation, et toute surveillance à cet égard demeurera constamment sans effet ; car, comment empêcher jamais le commerce naturel et clandestin qui répand le virus? Comment savoir que tel individu est infecté, lorsqu'il l'ignore souvent lui-même? Que faire quand une prostituée renferme la contagion dans son sein, qu'elle ne s'en aperçoit qu'après avoir partagé son dépôt (1)?

Divers réglemens ont été établis par de sages Gouvernemens, concernant les lieux de prostitution. En 1347, Jeanne Ire. établit un réglement à Avignon (*Disciplina lupanaris publici Avenionensis*). Le parlement de Paris obligea, en 1497, sous peine de mort (de la hart), les malades vénériens à quitter la capitale, s'ils n'étaient pas domiciliés, ou s'ils l'étaient, de se mettre en réclusion chez eux ou à St.-Germain-des-Prés. Le conseil du roi d'Ecosse rendit un pareil décret, à la vérité plus tyrannique que politique ; ce décret ne condamnait pas à mort ceux qui avaient

(1) « Nous voyons très-souvent, dit Swédiaur, que les femmes » publiques communiquent la maladie à différentes personnes » pendant plusieurs semaines de suite, tandis qu'elles n'en ont » pas elles-mêmes le moindre symptôme apparent, soit local, » soit général. »

infecté les autres, mais seulement ceux qui pouvaient infecter hors de la réclusion. Il eût été plus humain de checher un préservatif; car il est presque aussi impossible de réprimer les actes privés, que de contraindre la volonté. Si nous remontons plus haut, nous verrons que Moïse condamnait à l'ignominie, comme immondes, ceux des Israélites qui étaient atteints de l'*humor fœdus*; les femmes gâtées (*non putæ*) étaient privées de la société, et obligées, comme les hommes, d'observer un réglement préservatif prescrit par leur législateur (1). Chez les Israélites, on regardait comme des préceptes religieux ceux qui prescrivaient l'observation des lois naturelles, et tout ce qui était relatif à la santé publique; c'est pourquoi leur religion défendait de manger la chair de porc, parce qu'en Judée cet animal est sujet à la lèpre (2).

Les hommes même entre eux, *dans la crainte de la contagion,* se sont créés des jouissances artificielles; mais les ressources de ces jouissances, loin d'extirper les germes vénériens, n'ont fait, au contraire, que les multiplier et les rendre plus dangereux.

Malgré ces détestables ressources, malgré tous les statuts et réglemens, les Juifs ont conservé leur *humor fœdus* ou leur judhan, les Ecossais leur sibben, les

(1) Il était commandé aux magistrats de le promulguer, selon le verset 35, chap. XV du Lévitique: *Docebitis ergo filios Israël, ut caveant immunditiam, et non moriantur in sordibus suis.*

(2) Les vaches sont sujettes à une peste, la plus pernicieuse qui existe dans la nature. S'il arrive que la vaccine soit compliquée avec cette peste meurtrière, ne sera-ce pas un inconvénient qui devra faire quelque jour préférer l'inoculation de la petite vérole humaine bénigne à celle de la vaccine? Les savans peuvent s'occuper à discuter cette question prématurée. L'on ne prend plus le vaccin sur les vaches; mais si l'on était forcé de le prendre sur ces animaux, il est probable qu'on en trouverait qui n'auraient pas la peste.

Américains leur yaws, les Indous leur feu persan, l'Asie ses lichens, l'Afrique son mal français et espagnol, et toute l'Europe son venin siphylitique. La postérité de l'ancien monde souffre sans cesse de la maladie appelée autrefois *punition du ciel*, *maladie ensorcelée*, et regardée comme provenant *de la tête d'Ariès.*

La foule des charlatans a fait plus de ravages que le poison même, par de prétendus secrets si ravissans pour la crédulité du vulgaire. Les savans, à leur tour, se sont accablés de doutes sur le traitement de la maladie vénérienne. En voulant la guérir, ils en ont créé souvent une nouvelle, née de leur propre remède, et appelée mercurielle, aussi périlleuse que la vérole même, avec laquelle elle a d'ailleurs une entière ressemblance. Interrogez les savans sur les circonstances précises et le moment de l'infection, sur l'époque de son développement, soit interne, soit externe; demandez-leur quel est l'instant propice qu'il faut saisir précisément pour administrer le mercure; demandez encore dans quel cas les remèdes sont insuffisans, et pourquoi la nature elle-même ne suffit-elle pas; pourquoi de deux personnes dans le même cas d'exposition, l'une est atteinte de l'infection, et l'autre s'y dérobe, etc., etc. On ne peut répondre à ces questions, qu'après avoir vu mes expériences.

Mais concluons; l'expérience des siècles nous a prouvé que le curatif ne suffit pas pour extirper le germe vénérien, et que la contagion ne cesse de se propager, malgré le curatif, soit par des contacts réservés ou des contacts non réservés et fortuits. S'il a été impossible d'étouffer par le curatif une seule étincelle du mal dans les premiers temps de l'invasion du germe vénérien en Europe, comment viendrait-on à bout d'en éteindre des milliers de foyers? Mais supposons pour le moment que nous ayons délivré de cette contagion, par le moyen du curatif, une ville ou un royaume entier, qui nous garantira d'un autre Colomb? Le préservatif.

NEUVIÈME QUESTION.

Le préservatif suffira-t-il pour extirper le germe vénérien, et par conséquent la maladie?

Oui; car si tout le monde se préserve, la contagion ne pourra plus se propager.

Par l'usage du préservatif, les hôpitaux vénériens seront déserts; par son secours, on sauvera un nombre infini de personnes, victimes du hasard ou d'une faiblesse, et d'autres qui deviennent incurables et finissent par en mourir (1); on sauvera des milliers d'enfans, qui prennent au moment de naître la maladie *Connata* (2), et qui meurent presque tous inévitablement, par le défaut du curatif connu (3).

L'humanité, la morale bien entendue, réclamaient

(1) Surtout dans la Barbarie, ou Léon africain assure que l'on ne guérit jamais. Cette catastrophe arrive souvent chez nous et chez les Brames, qui (dit-on) possèdent le secret assuré de se guérir. Pour moi, je ne crois pas à ce secret isolé, car on n'y verrait pas la maladie vénérienne finir par la lèpre noire, connue des Grecs et des Latins.

(2) On ne doit point confondre la maladie héréditaire vénérienne *Connata*, qui est très-fréquente, avec la maladie *Congenita*, et que je crois impossible de vérifier, car le virus détruirait plutôt le tendre embryon dans le premier moment de sa formation; celui-ci ne peut hériter que de la disposition cachectique, ou une constitution rachitique, résultat accessoire de l'infection.

(3) C'est ce que rapporte M. Doublet, médecin et directeur de l'hôpital des enfans vénériens, et que l'expérience confirme journellement.

depuis long-temps un préservatif, comme l'unique moyen de sauver ces victimes innocentes.

Un grand nombre de maladies ne seront plus compliquées, masquées ou confondues avec la siphylis; et la race humaine deviendra plus robuste.

RAPPORT

FAIT A LA SOCIÉTÉ ROYALE ACADÉMIQUE DES SCIENCES DE PARIS,

Sur un ouvrage de M. le Docteur LUNA CALDERON, *ayant pour titre :* Exposé des Expériences, etc., etc., *ou* Démonstration de la Prophylaxis siphylitique *authentiquement constatée, lu dans la séance du* 3 *août* 1816.

Parmi les grandes découvertes qui donnent à leurs auteurs des droits incontestables à la reconnaissance publique, les plus utiles à l'humanité sont toujours celles qui ont le plus d'obstacles à surmonter, de préventions à vaincre, d'ennemis à combattre. Les siècles plus éclairés ne sont pas toujours les plus favorables à la propagation des vérités nouvelles : les préjugés se répandent avec les lumières; et, basés alors, en apparence, sur des connaissances positives, ils ne sont que plus difficiles à déraciner. L'histoire de toutes les découvertes n'est que l'histoire des plus honteux débats : mais si, d'un côté, elle nous présente le spectacle affligeant des passions qui se réveillent, des intérêts heurtés qui se réunissent pour arrêter la main bienfaisante qui vient fermer quelques unes de nos blessures; de l'autre, la vue de ces courageux défenseurs de la vérité, qui se sacrifient pour son triomphe, vient soulager la pensée, et écarter le mépris dont elle est prête à frapper l'humanité entière.

Nous n'hésiterons pas à placer M. le docteur Luna Calderon au premier rang de ces hommes, qu'enflamment l'amour de leurs semblables et celui de la science. Le courage plus qu'humain avec lequel il s'est offert à des épreuves dangereuses, pour constater une importante vérité, ne saurait être bien apprécié, sans les détails que nous croyons devoir placer ici. Puisse notre témoignage lui sauver une partie des dégoûts qui poursuivent le génie !

M. Luna Calderon se présenta, dans le cours de l'année 1811, devant la société du Cercle médical (société instituée, ainsi que l'Académie de médecine, par son excellence le ministre de l'intérieur), s'annonçant comme possesseur du moyen de neutraliser cette maladie terrible, la honte et l'effroi de l'humanité, la *Siphylis*, et demandant des commissaires pour faire constater la réalité de sa découverte.

Annoncer une découverte de ce genre, était déjà élever contre soi les préventions les plus défavorables. Depuis le commencement de ce siècle, plusieurs personnes avaient prétendu successivement posséder un pareil secret, et les expériences n'avaient jamais répondu à ces prétentions. Après beaucoup de difficultés, le Cercle médical nomma pour commissaires, MM. les docteurs Capuron, Demangeon, Gardien et Dolivera. Ces commissaires s'adjoignirent les chefs de l'hôpital des Vénériens ; et ils convinrent entr'eux que, pour rendre les expériences démonstratives et convaincantes, il fallait qu'une personne saine se soumît à l'inoculation, par la lancette, d'un virus vénérien bien caractérisé, choisi sur les malades de l'hôpital, et qu'en premier lieu, la personne inoculée laissât développer l'infection, pour qu'on fût assuré de sa disposition à la recevoir.

On chercha vainement quelqu'un qui voulût se soumettre à de semblables épreuves. L'appât du gain fut cette fois sans pouvoir ; et la découverte de M. Luna Calderon allait être condamnée à l'oubli, s'il n'eût consenti lui-même à souffrir sur sa personne ce que nul autre n'avait voulu essayer. Ce sont ces expériences, faites dans le cours de dix mois, que l'auteur a soumises, au public, dans l'ouvrage que nous sommes chargés d'examiner.

Elles sont au nombre de onze. Dans la première, on inocula le virus, dans l'intention de constater d'abord la disposition de l'auteur à recevoir l'infection. Son résultat fut positif. On laissa la maladie prendre tout son développement ; et lorsqu'il fut bien constaté qu'elle était vénérienne, M. Calderon entreprit de se guérir par les moyens connus, ce qui fut fait en trente jours.

Dans les seconde, troisième, quatrième et cinquième expériences, on inocula le virus, par ratissure, avec la même exactitude qu'en premier lieu. M. Calderon appliqua son prophylactique, et se préserva, *chaque fois*, de la contagion ; ce qui fut rigoureusement constaté.

Les sixième, septième, neuvième et onzième expériences eurent pour objet une double inoculation, dans le but de préserver l'un des points inoculés, au moyen du prophylactique, et de laisser développer la contagion dans l'autre. Les résultats demandés furent obtenus.

Enfin, les huitième et dixième expériences eurent pour objet de préserver des suites de l'inoculation par incision, et le but fut parfaitement atteint.

Ces expériences ont été constatées et rendues authentiques par le rapport du Cercle médical. Voulant prendre sur un sujet aussi important tous les renseignemens désirables, et sachant qu'un de nos collègues (le docteur Fabré-Palaprat) est membre du Cercle médical, nous nous sommes adressés à lui, et il a bien voulu nous communiquer deux pièces qui ont achevé de nous éclairer sur le véritable état de la question.

La première est une lettre qu'il écrivit au père Elysée, premier chirurgien du Roi, qui lui demandait des renseignemens sur le même sujet; et la seconde est la réponse de ce chirurgien. Nous avons pris copie de ces deux lettres, et nous croyons essentiel de les joindre à ce rapport.

Le docteur Fabré-Palaprat, *au premier chirurgien du Roi.*

Paris, le 22 avril 1816.

Monsieur et très-honoré Confrère,

« J'ai l'honneur de vous envoyer une copie du rap-
» port fait à la société du Cercle médical, par la Com-
» mission nommée pour suivre les expériences relati-
» ves au Préservatif de M. le docteur Luna Calderon.
» . . . .

» Il résulte de ce rappport, que les expériences pu-
» bliées dans l'Ouvrage du docteur Luna Calderon
» ont eu lieu à l'hôpital des Vénériens;

» Qu'elles ont été positives;

» Que le docteur Luna a eu le courage de s'y sou-
» mettre ; . . . .

» Qu'il a prouvé qu'il était susceptible de recevoir
» l'infection siphylitique ;

» Enfin, qu'il s'est préservé de cette même infec-
» tion, chaque fois qu'il a usé de son prophylactique.
» . . . .

» Les commissaires, dit-on, peuvent bien s'être
» mépris sur la nature du virus qu'ils ont employé. Si
» les commissaires n'avaient pas été certains de la na-
» ture de ce virus, peut-on croire qu'ils n'en auraient
» pas choisi un autre? Et, par cela seul qu'ils étaient
» placés sur le théâtre même de l'infection et entourés
» des plus grandes richesses (pardonnez moi cette ex-
» pression), et qu'ils ont donné la préférence à tel ou
» tel sujet pour procéder aux expériences et remplir la
» mission que nous leur avions confiée, il est impos-
» sible qu'ils n'aient pas employé de la matière le plus
» positivement vénérienne. Prétendre ou supposer le
» contraire, serait insulter aux lumières de nos col-
» lègues ; et chacun sait combien il nous eût été diffi-
» cile de faire un choix plus digne de notre confiance.

» D'ailleurs, le résultat de l'inoculation a été des
» chancres, des bubons, etc., chaque fois que le pré-
» servatif n'a pas été appliqué : ce qui démontrerait
» encore, s'il en était besoin, et d'une manière abso-
» lue, avec quelle sagacité et quelle scrupuleuse atten-
» tion MM. les Commissaires ont choisi la matière de
» l'infection pour placer M. le docteur Luna dans la
» nécessité de prouver, 1°. qu'il était susceptible d'être
» infecté ; 2°. qu'il avait les moyens d'enrayer à vo-
» lonté le développement et la marche de cette même

» infection . . . .

» . . . .

» Mais, ajoute-t-on, le préservatif qui empêche le » développement de la maladie siphylitique dans le con- » tact par ratissure ou incision, pourra-t-il l'empêcher » dans le contact par copulation avec ou sans orgasme ?

» Pour avoir la réponse à cette question, il ne s'agit » que d'examiner, 1°. dans laquelle de ces circons- » tances le contact de la matière virulente est le plus » intime; 2°. si, dans l'une et l'autre de ces cir- » constances, il y a identité d'action de la matière » virulente sur l'économie animale.

» Quant au premier point, il est évident que, dans » l'inoculation par ratissure ou incision, il y a un con- » tact beaucoup plus intime de la matière virulente, » que lorsque cette matière est appliquée sur l'épi- » derme, lors de la copulation, etc.

» Quant au second point, il est d'observation, et » tous les praticiens ont reconnu que le mal qui sur- » vient ordinairement, soit aux enfans, au moment » de la naissance, par suite du simple contact de leur » peau avec les parties infectées de la mère, soit lors- » que l'on a touché du pus vénérien avec une partie » quelconque dont l'épiderme est très-fin, ou dont il » a été enlevé; soit enfin lorsque la co-habitation a » eu lieu sans la moindre sensation voluptueuse, » comme, par exemple, chez la plupart des filles pu- » bliques, etc.; etc., il est, dis-je, d'observation que » le *mal* qui survient dans ces circonstances (et dans » lesquelles on ne peut supposer l'influence d'aucune » espèce d'orgasme), est *en tout* semblable au *mal* qui » se communique durant les commotions érotiques,

» et que, toutes choses égales d'ailleurs, quel qu'ait » été le mode d'infection, la maladie n'a qu'un seul » mode de développement et de curation.

» Mais s'il est prouvé, 1°. que, dans la copulation, » le contact de la matière virulente avec le système » absorbant est beaucoup moins intime que dans » l'inoculation par ratissure ou par incision ;

» 2°. Que les résultats de l'infection ou de l'action » matérielle du virus sur l'économie animale, sont ab- » solument et rigoureusement les mêmes, soit que le » virus ait été absorbé par suite de l'acte vénérien, soit » qu'il ait été inoculé, indépendamment de cet acte ;

» 3°. Qu'il y a eu neutralisation du virus, lors- » qu'après son inoculation on lui a opposé le préser- » vatif de M. Luna ; ce serait, je pense, abuser de la » faculté de raisonner, en ne concluant pas que, quelle » que soit l'excitation nerveuse, déterminée durant les » spasmes amoureux, la préservation est et doit être » encore plus certaine, ou, si l'on veut, plus proba- » ble (en employant le préservatif en temps opportun » et selon la méthode indiquée par l'inventeur), dans » le cas de non-inoculation, puisque les bouches des » vaisseaux absorbans sont protégées et par l'épiderme » et par le prophylactique, tandis que, dans le cas » d'inoculation, elles sont en contact immédiat avec » la matière virulente, et que malgré cela, le préser- » vatif a la faculté, ou d'empêcher l'absorption, ou de » changer le mode d'être de l'agent siphylitique . .

» . . . .

» Mais j'oublie, Monsieur, que vous n'avez nulle- » ment besoin de mes observations pour apprécier le » préservatif proposé par M. le docteur Luna, et qu'il

» doit vous suffire d'avoir sous les yeux le procès-
» verbal du matériel des épreuves, pour prononcer
» que ce préservatif est, à tous égards, digne de ce
» nom, qu'une découverte aussi importante doit être
» placée à côté de celle de la vaccine, et que son auteur
» a mérité, comme *Jenner* et autres philantropes,
» d'être signalé à la reconnaissance des hommes et à
» la protection des gouvernemens. . . . .

» Agréez, je vous prie, Monsieur et très-honoré
» confrère, les sentimens de la parfaite considération
» avec lesquels j'ai l'honneur de vous saluer. »

Signé B.-R. Fabré-Palaprat,
D. M. P.

P. S. — « Quel service ne serait-ce pas rendre à l'espèce hu-
» maine, si l'on établissait une maison publique, dans laquelle
» les enfans nés à l'hospice d'accouchemens ou ailleurs, d'une
» mère infectée, pourraient, comme à l'hospice de vaccination,
» recevoir, pour ainsi dire, un autre baptême, dont les effets
» précieux seraient d'effacer radicalement une souillure horrible,
» et qui, à cet âge, d'après des calculs exacts, est presque tou-
» jours mortelle, malgré les soins le plus sagement administrés? »

Cabinet du premier Chirurgien du Roi.

Palais des Tuileries, le 9 juillet 1816.

A M. le docteur Fabré-Palaprat, *Chevalier de l'Ordre de la Légion d'Honneur, Directeur-général de la Société médico-philantropique, etc.*

Monsieur et très-honoré Confrère,

« J'ai lu avec le plus vif intérêt la lettre que vous
» m'avez fait l'honneur de m'écrire, en m'envoyant
» le rapport que je vous avais demandé sur les expé-
» riences auxquelles le docteur Luna Calderon a eu le
» courage de se soumettre pour démontrer l'efficacité
» de son préservatif de la maladie spyhilitique.

» Les réflexions que vous avez bien voulu me com-
» muniquer à ce sujet, m'ont paru d'autant plus
» dignes d'attention, qu'elles sont conformes au rap-
» port particulier que j'ai reçu de M. le docteur Fou-
» quier, président du Cercle médical, sur la grande
» question que résoudrait une découverte de cette
» nature. En rapprochant son témoignage et le vôtre
» de celui que m'a également donné M. Cullerier
» neveu, chirurgien attaché à l'hospice des véné-
» riens, où les expériences ont eu lieu, sur les pré-
» cautions qui ont été prises pour un choix *sans objec-*
» *tion*, de matière siphylitique, je suis fondé à croire
» que M. Luna est parvenu à donner à ses expériences
» un degré suffisant de certitude, puisque, sous les
» yeux des commissaires choisis par les Membres du
» Cercle médical, il a tour à tour, et à volonté, dé-
» terminé ou empêché l'infection, et qu'il a pu réunir
» dans la même épreuve ces deux chances si opposées.

» Je pense donc avec vous, Monsieur et très-honoré
» Confrère, qu'il est du devoir de tout homme éclairé,
» de tout homme qui s'intéresse véritablement aux
» progrès de la science et au bonheur de l'espèce
» humaine, d'encourager et de soutenir l'auteur d'une
» découverte dont l'objet serait aussi éminemment
» utile.

» Recevez, Monsieur et très-honoré Confrère,
» l'assurance de ma parfaite considération.

Signé P. ÉLYSÉE. »

La brochure de M. Luna Calderon contient encore la réponse à quelques-unes des objections résolues dans la lettre de notre Collègue, et la résolution de plusieurs questions qui peuvent s'élever sur l'usage de son préservatif. Nous ne nous arrêterons point aux objections, elles ne peuvent être sérieusement élevées que par ces détracteurs éternels de toutes les découvertes, que la lumière incommode, et qui voudraient tout envelopper des ténèbres qui les entourent. Parmi les questions, nous citerons textuellement la suivante, qui fait parfaitement sentir l'importance de la découverte. (*Voy.* la septième question, p. 32.)

Enfin, pour nous résumer :

Est-il certain qu'avec toutes les précautions les plus précises pour produire inévitablement l'infection, le préservatif ait empêché *positivement* cette infection sur un même sujet et sur un même organe, où elle avait été produite à volonté ? C'est ce qui résulte des expériences, c'est ce qui est constaté par les Commissaires du Cercle médical, et par M. Cullerier neveu, Chirurgien de l'hôpital des vénériens. Le prophylactique de M. Luna Calderon est donc un préservatif *positif*, et en outre sans danger, puisqu'opérant la préservation par une application purement extérieure sur la partie contagiée, il n'a jamais occasionné aucune trace de lésion quelconque.

Vos Commissaires pensent donc, comme le Docteur Fabré-Palaprat, qu'il est de leur devoir de *signaler à la reconnaissance des hommes et à la protection des gouvernemens,* celui qui n'a pas craint, pour prouver une vérité utile, de s'exposer à des expériences dont le récit seul effraie l'imagination ; ils concluent, en conséquence, à ce qu'il soit voté des remercîmens à M. Luna Calderon pour l'envoi de sa brochure, et que, de plus, la Société l'inscrive sur la liste de ses correspondans, voulant par là lui donner une marque de l'estime distinguée que tout corps savant doit s'honorer de montrer publiquement pour le zèle, le courage et les talens de M. Luna Calderon.

Signé A.-S. DE MONTFERRIER, *Rapporteur.*

La Société royale des Sciences approuve le rapport et en adopte les conclusions.

Certifié conforme à l'original.

Le Secrétaire-général,

PERRIER.

FIN.

www.ingramcontent.com/pod-product-compliance
Ingram Content Group UK Ltd.
Pitfield, Milton Keynes, MK11 3LW, UK
UKHW021517260726
13993UKWH00004B/1725